Wenn ich eins bin mit mir
selbst, sind meine Kreativität
und meine Ideen grenzenlos.
Es gibt keine Schranken
außer denen, die ich mir selbst
auferlege. Nur in meinen
Gedanken gibt es die Angst,
etwas nicht zu können.
**In Wirklichkeit ist alles
möglich**, solange ich mit mir
im Reinen bin.

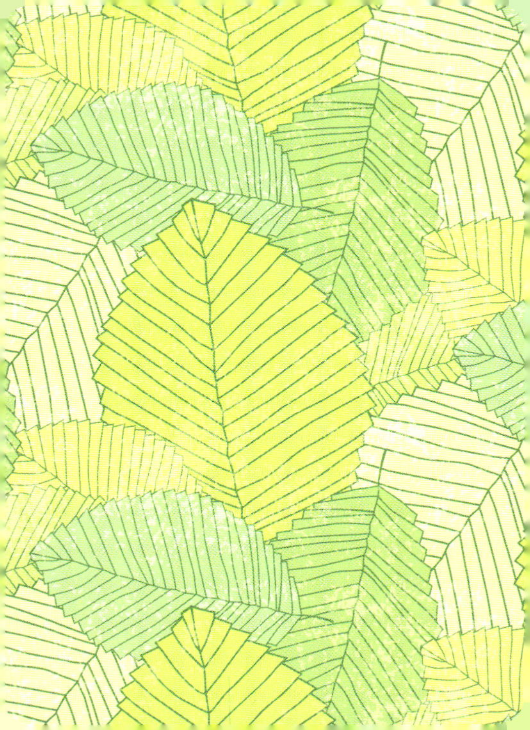

Es ist an der Zeit, Verletzungen hinter mir zu lassen. *Ich versöhne mich mit mir selbst* und mit Menschen, mit denen ich im Zwiespalt liege. Erst wenn ich mir selbst vergebe, kann ich *anderen vergeben.* Der Raum für Verletzlichkeit und Versöhnung wird leer. Es entsteht Raum für Neues.

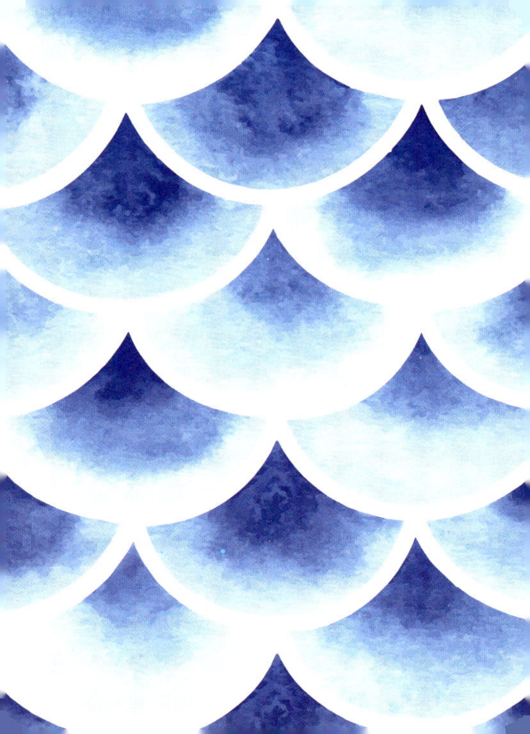

Dein Erfolgsbewusstsein ist für Reichtum und Wohlstand verantwortlich. Sei dir bewusst, dass Erfolg nur die Auswirkung deines Lebens ist.

Alles ist eine Folge von etwas. Eine Auswirkung, der eine Ursache vorangegangen ist. Die meisten Ursachen sind uns nicht bewusst, aber wir können sie bewusst einsetzen, um die Wirkung zu steuern. Wenn du dir deines Wohlstands als Geburtsrecht bewusst bist und ihn als etwas Natürliches anerkennst, ist er zum Greifen nah. Achte auf deine Worte, Gefühle, Gedanken und Taten, denn ihre Qualität ist die Grundlage für deine Lebensqualität.

Auf der Suche nach dem Glück, kann man sich nur selbst im Weg stehen. Denn Glück wohnt in deinem Herzen. Das Glück ist dir immer nahe.

Wenn du dich unglücklich fühlst, glaubst du, dass es einen Grund dafür gibt. Du fühlst dich einsam, verlassen oder benachteiligt. Doch all das sind nur falsche Annahmen und haben nichts mit dem wahren Glück zu tun. Glück ist nicht von einer Sache abhängig, sondern ein Teil deines Herzens. Deshalb kann es niemals von dir weichen. Du weichst vom Glück ab, indem du dich dem Unglück zuwendest. Fühle das Glück und lass dich nicht von negativen Gedanken beeinflussen.

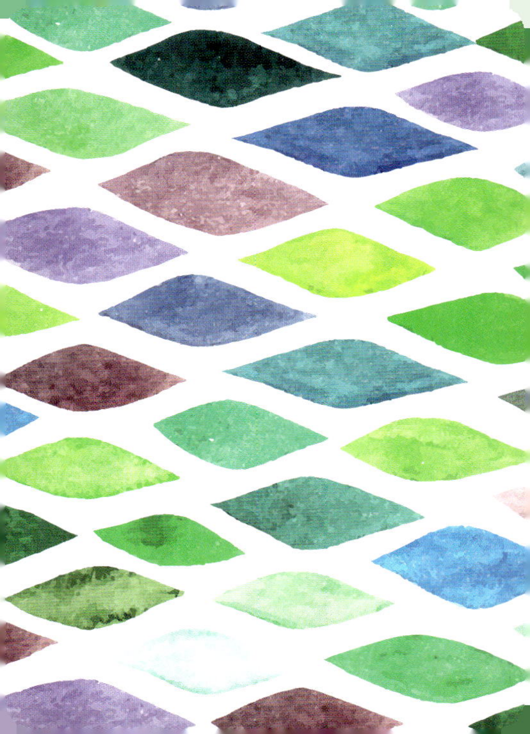

Mit tiefer Klarheit und Freude den Lebenssinn zu erfüllen, ist eine Aufgabe, der du nicht einfach nur gewachsen bist – es ist deine Bestimmung.

Der Lebenssinn beginnt bei der Geburt und endet mit dem Tod. Er offenbart sich in vielen kleinen Sinnfindungsprozessen. Wenn etwas nicht nach deinen Vorstellungen verläuft, fragst du dich nach dem Sinn. Bitte die universelle Kraft darum, dir den Sinn der Situation zu zeigen. Ob du in einer Meditation oder in einem Gebet darum bittest, wenn es aufrichtig ist, wirst du Antwort erhalten. Sei stets offen, damit du die Antwort sehen kannst.

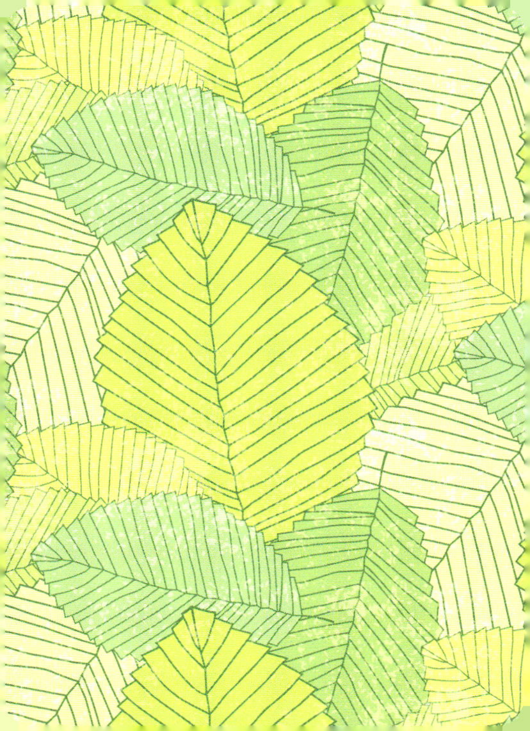

Alles geht mir mit *Leichtigkeit* von der Hand. Ich lasse mich in mein *inneres Leuchten* hineinfallen und die Situationen hinter mir, die *mein Strahlen* verdunkeln. Die *Helligkeit* ist mein Zuhause. Ich lasse Liebe zu.

Immer mehr haben zu wollen, ist eine Krankheit. Sich an Besitz zu klammern und gierig zu sein, macht unglücklich. Löse dich von Bindungen und sei selbstlos.

Wenn du etwas unbedingt haben willst, setzt du alles daran, es zu bekommen. Wenn du mehr darauf achtest, was du geben kannst, anstatt darauf, was du haben willst, löst sich die Gier auf. Wenn wir gerne geben und Nächstenliebe bewusst praktizieren, stellt sich eine tiefe Zufriedenheit ein. Diese Zufriedenheit ist beständig, wobei die Zufriedenheit, die wir durch Besitz erlangen, immer nur vorübergehend wirkt. Strebe Seelenfrieden an, der dauerhaft ist.

Was auch immer du tust, mach es mit Vergnügen. Erfülle das, was du tust, mit Freude. Dies ist das Geheimnis für ein erfülltes Leben.

Wenn du deine Aufgaben mit Hingabe erledigst und dankbar für sie bist, wirst du über dich hinauswachsen. Es geht also nicht darum, das Ego zu befriedigen, sondern dein Selbst freizulassen. Wer über sein Ego hinauswächst, führt alle Tätigkeiten sorgfältig und hingebungsvoll aus. Freude verflüchtigt sich, wenn du etwas mit Widerwillen oder halbherzig tust. Das Leben wird leichter, wenn du deine Aufgaben liebst und sie aus voller Überzeugung erledigst.

Willst du die Tür zu innerem Frieden öffnen? Dann solltest du wissen, dass sich diese Tür nur nach innen öffnet.

Im Außen wirst du Frieden nicht finden, also schau nach innen. Das Leben ist wie ein Echo. Das bedeutet, dass du gut darauf achten musst, welche Signale du aussendest. Wenn du laut »Ist da wer?« rufst, wird das Echo nicht mit »Ja, ich bin hier« antworten. Finde Frieden in dir selbst, und du wirst die Friedfertigkeit der Welt erkennen.

Versteck dich nicht hinter deinen Masken, sondern zeig dich so, wie du bist. Kehre dein Naturell nach außen und lasse die Illusion los, die du vorgibst zu sein.

Warum versteckst du dich hinter bestimmten Eigenschaften? Warum gibst du dich anders, als du tatsächlich bist? Möchtest du, dass dich Menschen für jemanden halten, der du gar nicht bist? Zeig der Welt dein wahres Gesicht und verbirg dich nicht hinter einer Maskerade. Die Antwort des Lebens ist das Echo deines eigenen Verhaltens. Deshalb verstell dich nicht und begegne dem Leben ganz natürlich.

Vertrauen ist eine Kraftquelle, welche dir innere Stärke schenkt. Äußere Stärken kann man gewinnen, innere Stärke gewinnt man zurück.

Es braucht viel Kraft, um sich den Herausforderungen des Lebens zu stellen. Muskelkraft entsteht, wenn man Muskeln trainiert. Trainiere deinen Herzmuskel auf spiritueller Ebene, indem du ihn stärkst und deiner Seele Raum für Entfaltung schenkst. So wird deine innere Stärke zunehmen und dir Kraft schenken, wenn sich Schwächen zeigen. Besinne dich auf deine Stärken, denn Stärke ist dein eigentliches Sein.

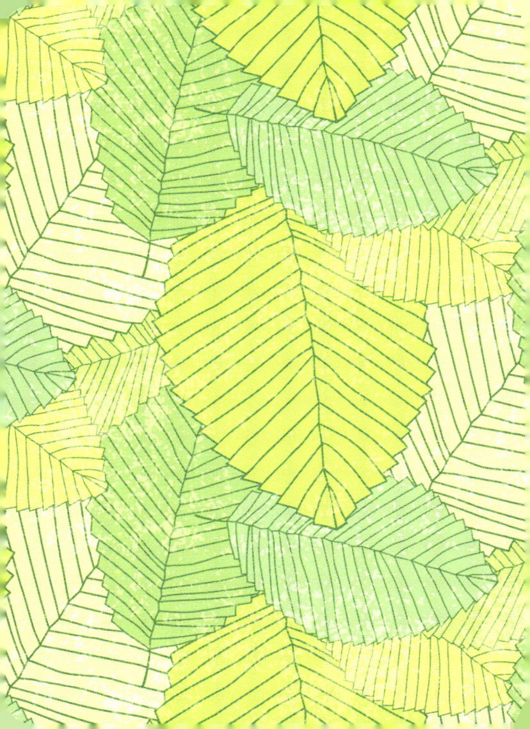

Ich habe mein Ziel jetzt klar vor Augen, weil ich meiner Intuition folge. Der Verstand begleitet mich als Ratgeber, wobei ich ihm jedoch nicht mehr die Führung übergebe. **Mein Herz hat ab sofort das Zepter in der Hand**, da ich ihm vollkommen vertraue. Ich schaue nicht nach links und nicht nach rechts, sondern gehe schnurstracks und siegessicher auf meine Erfüllung zu.

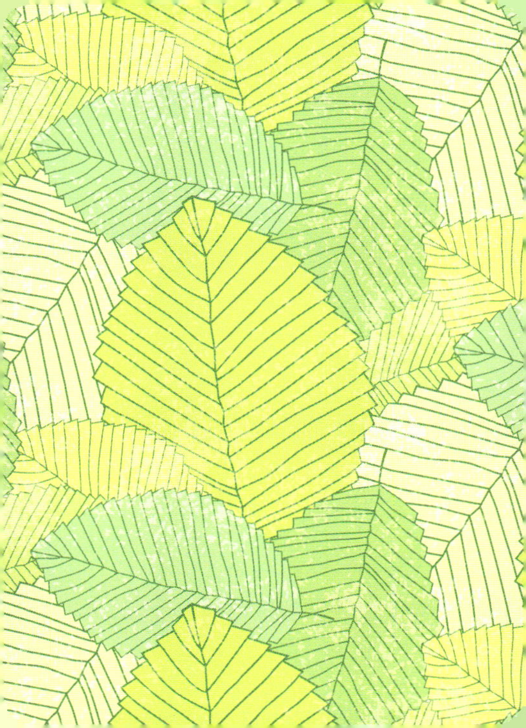

Inspiration ist eine
göttliche Kraft. Sie lebt und
wohnt in allem. Wenn ich mich
auf mein Umfeld, die Situationen
und Menschen einlasse und
hinter ihre Fassade blicke, kann
ich eine Kraft entdecken, die
unendlich ist.

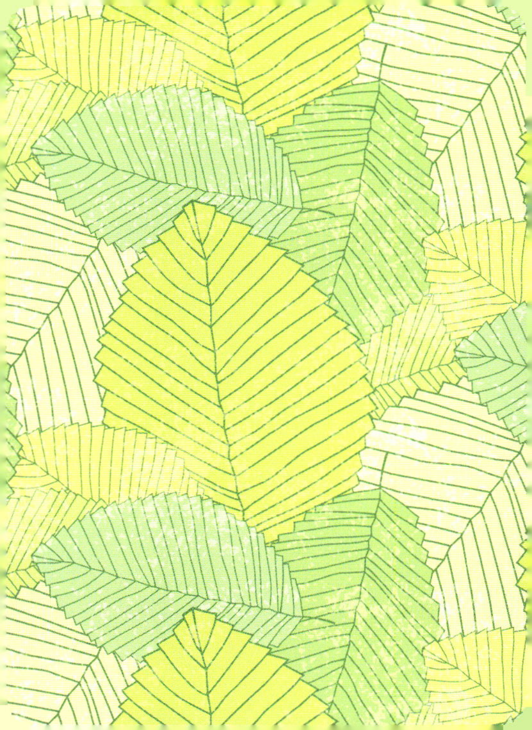

Die schöpferische Kraft in mir wartet darauf, meine Visionen nach außen zu tragen und sichtbar werden zu lassen. Worauf warte ich? Ich beende das Warten und lasse Erwartungen fallen. Es sind die begrenzten Gedanken, die mir bei meiner Verwirklichung im Weg stehen. **Ich werde aktiv und nehme mein Leben selbst in die Hand.** Ich bin der Schöpfer meiner Ziele und Träume.

Bibliografische Information der Deutschen Nationalbibliothek
Die Deutsche Nationalbibliothek verzeichnet diese Publikation in der Deutschen Nationalbibliografie. Detaillierte bibliografische Daten sind im Internet über http://dnb.d-nb.de abrufbar.

Für Fragen und Anregungen
info@mvg-verlag.de

Wichtiger Hinweis
Ausschließlich zum Zweck der besseren Lesbarkeit wurde auf eine genderspezifische Schreibweise sowie eine Mehrfachbezeichnung verzichtet. Alle personenbezogenen Bezeichnungen sind somit geschlechtsneutral zu verstehen.

ein Imprint der Münchner Verlagsgruppe GmbH
Türkenstraße 89 | 80799 München
Tel.: 089 651285-0 | Fax: 089 652096

Umschlaggestaltung: Manuela Amode
Abbildungen: tukkki, Artulina, Lemuana, Marfusha, flovie, creativeway, sstocker, smaria, Viktory_S, flas100, LoveLava, pingebat, TanyaSun, Nataliva, Nattle, VadimVasenin, irska_no, Olga_Lebedeva, markovka, Greeek, nubephoto, Lumen, ElStrie, dellaliner

Layout: Manuela Amode
Satz: Müjde Puzziferri, MP Medien, München
Druck: Longo AG, Italien
Printed in the EU

ISBN Print 978-3-7474-0201-6

Weitere Informationen finden Sie unter:
www.mvg-verlag.de | www.m-vg.de

Endlich das Leben selbst bestimmen!

Aussteigen aus dem Hamsterrad und lästige Angewohnheiten hinter sich lassen kann jetzt Wirklichkeit werden. Denn mithilfe der inspirierenden Impulse in diesem Deck erhältst du einen neuen Blickwinkel, der es dir ermöglicht, die Weichen deines eingeschlagenen Lebenswegs umzustellen, und dir den Antrieb gibt, ungeahnte Ziele zu erreichen. Wähle, wann immer dir danach ist, eine Karte aus und lass sie auf dich wirken. Ihre Botschaft wird sich dir auf irgendeine Art und Weise zeigen. Deshalb: Halte die Augen offen und zweifle nie an dir selbst! Das Leben wartet nur darauf, dir das zu schenken, was dir schon immer zugestanden hat: deine Selbstverwirklichung! Sie ist zum Greifen nah.

Dein Kurt Tepperwein

An stressigen Tagen ist es oft gar nicht so leicht, das Positive im Leben zu sehen. Aus diesem Grund hat Kurt Tepperwein dieses Kartenset entwickelt, das dich mit 55 inspirierenden Affirmationen und Impulsen daran erinnert, dass Glück und Freude in jedem Augenblick stecken. Motivierende Sprüche und überraschende Denkanstöße helfen dir, in jeder Situation zu Harmonie und Gelassenheit zu finden.

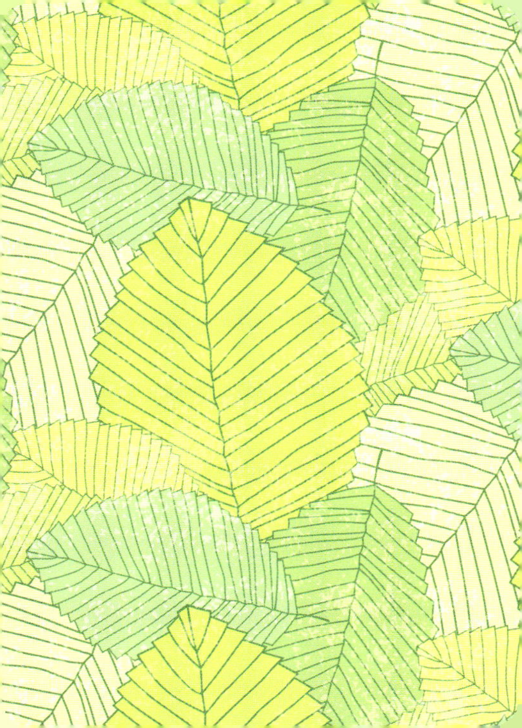

Wenn es ganz still wird, bin ich der Wahrheit sehr nahe. Wenn ich der Wahrheit nahe bin, kann ich meinen Lebensweg deutlich erkennen. So irre ich nicht in Sackgassen umher, sondern gehe zielsicher und geradewegs meiner Erfüllung entgegen. Die Erfüllung des Selbst ist mein Ziel – persönliche Ziele sind lediglich kleine Schritte auf dem Weg dorthin. Ich nehme dankbar an, was mir das Leben zur Verfügung stellt.

Angekommen bist du dann, wenn du dich überall und in jedem Augenblick wohlfühlst.

Ankommen kannst du nur im Augenblick und nirgendwo sonst. Glaubst du immer noch, irgendwohin kommen oder etwas erreichen zu müssen? Erreichen findet nicht irgendwann oder an einem bestimmten Ort statt, sondern immer jetzt. Du kannst die Welt bereisen, doch dein Herz, deine Freuden und deine Lasten nimmst du überallhin mit. Finde die Nähe zu dir selbst und die Zufriedenheit in jeder Lebenslage, damit du dir selbst ein Zuhause bist.

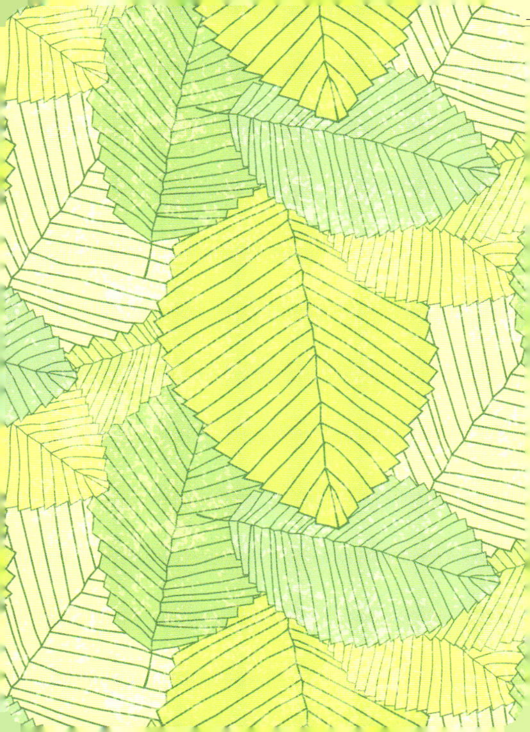

Ich öffne mein Herz und fühle meine *Einzigartigkeit*, die so individuell ist wie meine Vision. Es gibt keinen Grund zu zweifeln, denn ich trage alles *Potenzial*, das es für meine *Verwirklichung* braucht, in mir.

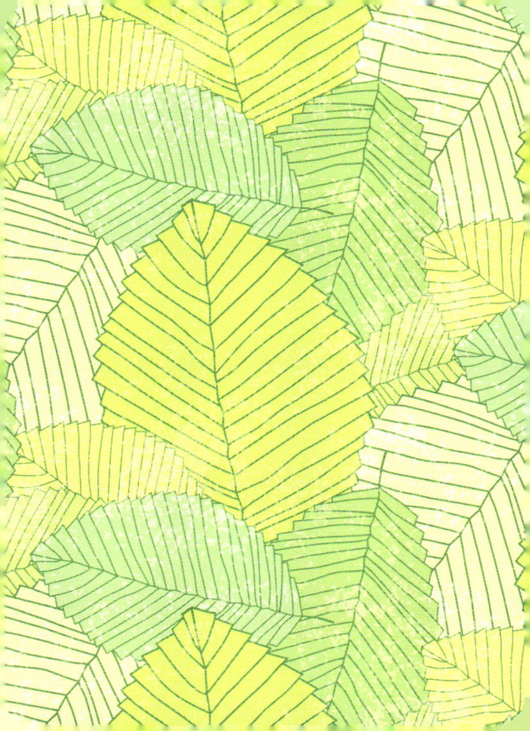

Das höchste Bewusstsein ist die göttliche Ordnung, die durch mich Ausdruck findet. Ich erfülle meine Aufgaben gewissenhaft und bewege mich in meinem Umfeld geschickt wie eine Maus im Porzellanladen. Ich lebe friedvoll und bewusst und begegne anderen freundlich und mit Respekt. Ich achte darauf, dass meine Gedanken nicht verletzend sind.

Wenn du ständig etwas ändern willst, ist das ein Ausdruck von Unzufriedenheit und Zweifel. Lass dich auf das Leben ein und heiße es willkommen.

Wusstest du, dass sich im Wort »Vertrauen« das Wort »trauen« versteckt? Selbstvertrauen heißt also, keine Angst vor dem Leben zu haben. Das Leben spricht seine eigene Sprache und auch in Worten findest du tiefe Aussagen, derer du dir selten bewusst bist. Sich auf das Leben voll und ganz einzulassen, ist kein Wagnis, sondern eine Chance, die dich in die Freiheit führt. Entfalte in dir das tiefe Vertrauen, dass es nichts gibt, wovor du Angst haben musst.

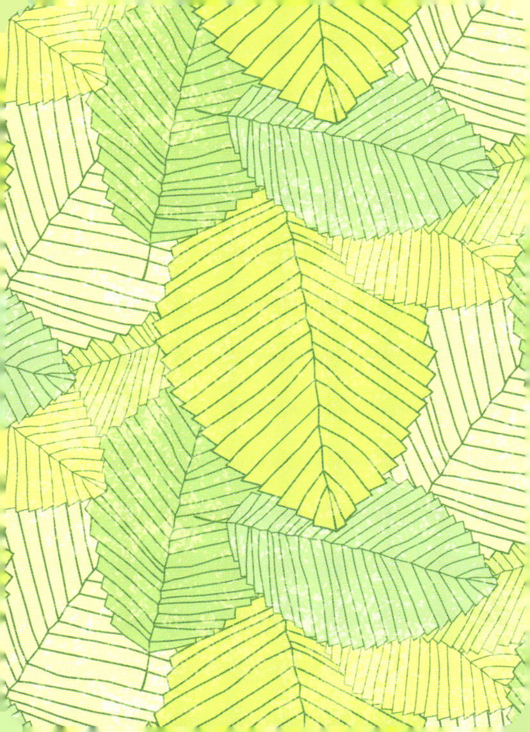

Wenn ich dem Leben diene, dient das Leben mir. Wenn ich Menschen diene, diene ich dem Leben. **Was auch immer ich auf dem Weg zur Erfüllung tun möchte, es sollte anderen dienlich sein.** Vorhaben scheitern oft, wenn sie ausschließlich persönliche Zwecke verfolgen und nur der eigenen Befriedigung nutzen. Diene ich allen, so folge ich dem höchsten Selbst und tue das, was mein Herz als richtig erachtet.

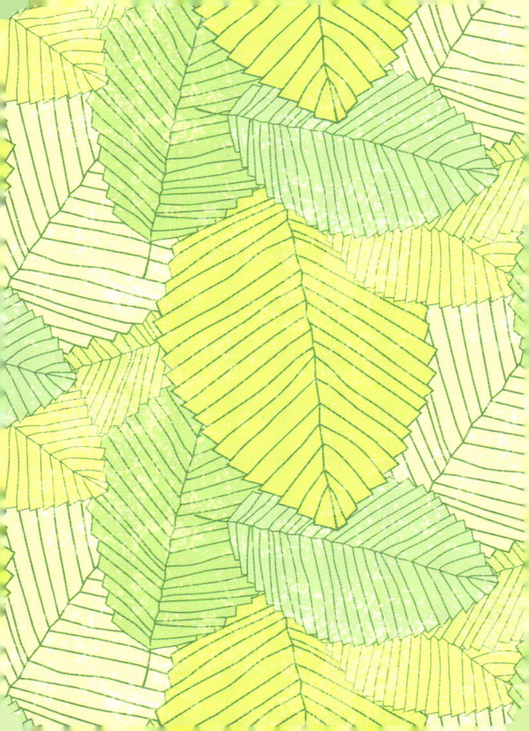

Mein Leben ist einmalig. Auch wenn ich glaube, irgendwann falsch abgebogen zu sein, die Richtung stimmt. Das Leben sorgt dafür, dass ich immer dorthin gehe, wo entscheidende Erfahrungen auf mich warten. **Jede Erfahrung ist ein Geschenk.** Kein Weg ist umsonst, **jeder Weg ist Teil des Ziels.**

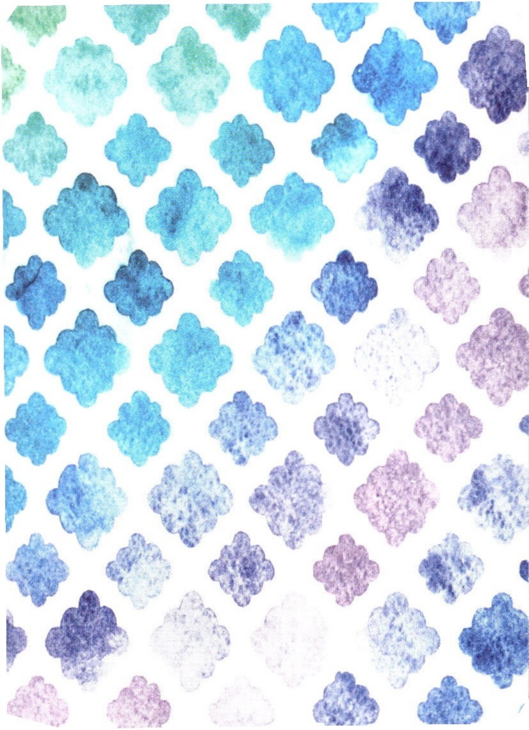

Im Hier und Jetzt zu leben, bedeutet, wirklich geistesgegenwärtig zu sein. Sei voll und ganz da und genieße den Moment.

Vergangenheit, Gegenwart und Zukunft sind drei Zeiten? In Wirklichkeit gibt es nur das Jetzt. Alles Weitere ist illusorischer Natur. Wenn du dein Leben wirklich genießt, weißt du, dass der Verstand zwar wichtig, aber zweitrangig ist. An erster Stelle steht die Geistesgegenwart, die in dir ruht und dein Herz als sein einziges Zuhause anerkennt.

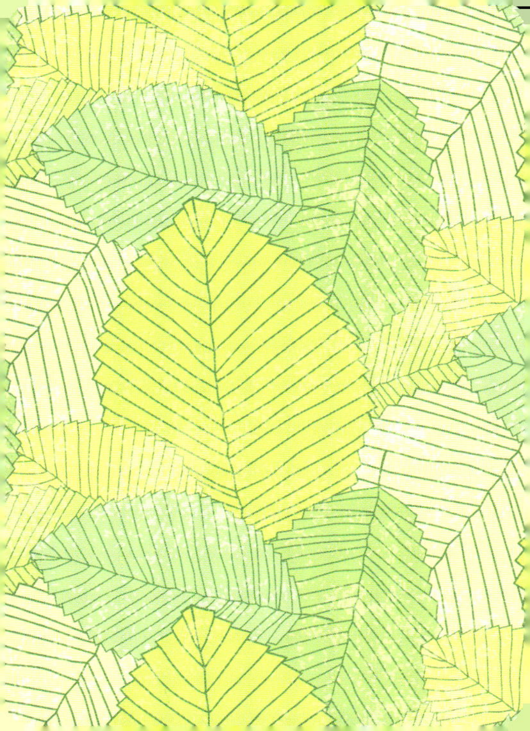

Ich sage nicht zu allem Ja.
Auch ein Nein ist völlig okay.

Wichtig ist, dass ich zu mir und zu meinen Entscheidungen stehe.

Niemand muss mit meinen Entscheidungen einverstanden sein – außer mir selbst. Dieses Geburtsrecht nehme ich ab jetzt in Anspruch.

Lust auf einen Neustart? Genau in diesem Moment ist alles neu. Nichts bleibt gleich. Was gestern war, ist heute schon neu und wird morgen wieder anders sein. Lass dich vom linearen Denken in die Gegenwart hineinfallen, wo das wirkliche Leben stattfindet. Dann halte inne und frage dich, welcher Lebensbereich Erneuerung erfahren darf. Veränderung geschieht jetzt. Du hast die Wahl!

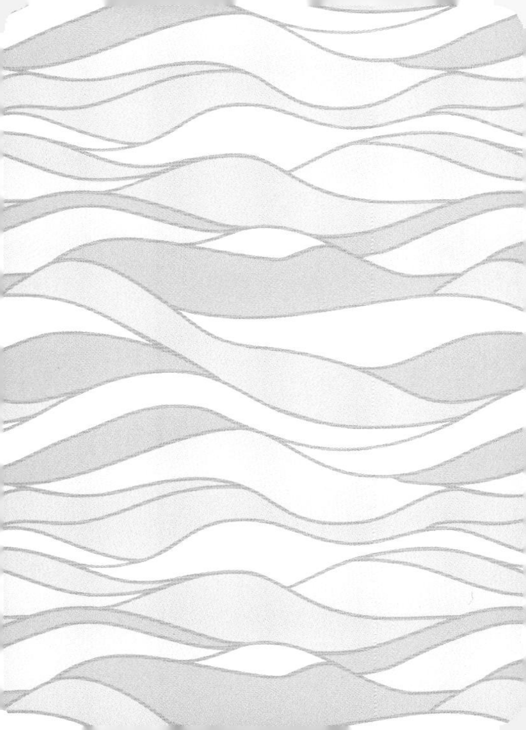

Nur wenn du dich auf das Wesentliche konzentrierst, bist du mit deinem Herzen verbunden.

Verliere dich nicht zu sehr in oberflächlichen Angelegenheiten, sonst wirst du dich von deiner inneren Kraftquelle entfernen. Das Herz ist das Zentrum unseres Wesens. Alle Lebewesen tragen ein Herz in sich und fühlen wie du. Ihr Leben mag anders sein, aber im Grunde genommen sind alle Lebewesen gleich. Alles ist Teil eines größeren Ganzen und trägt diesen wesentlichen Kern in sich. Frage dich nicht, wie du dich diesem Kern nähern kannst, sondern folge deinem Instinkt und erforsche dein Herz.

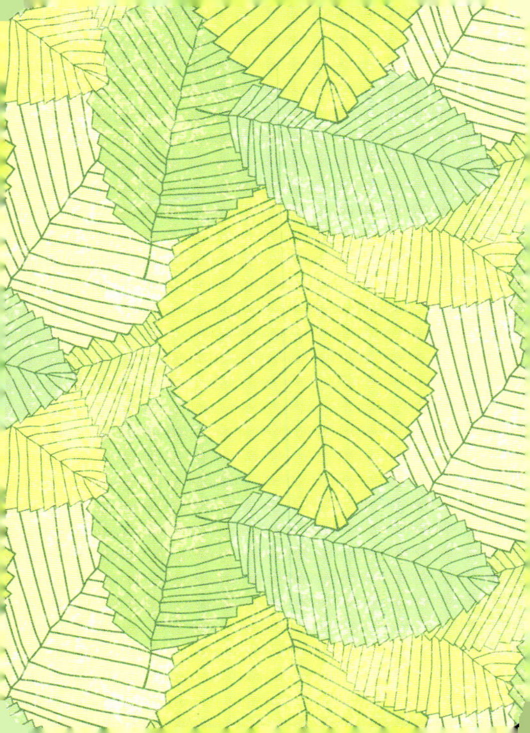

Ich kann mich nur verlieren, wenn ich mich dem Gefühl der Verlorenheit hingebe. Warum fühle ich mich so hilflos und glaube, gescheitert zu sein oder versagt zu haben? Ab sofort strebe ich nicht mehr nach dem Gewinn, sondern nach dem, was für mich das Beste ist.

Das Beste ist immer das, was mir gerade widerfährt.

Auch wenn ich es anders empfinde, die Erfüllung liegt im Augenblick.

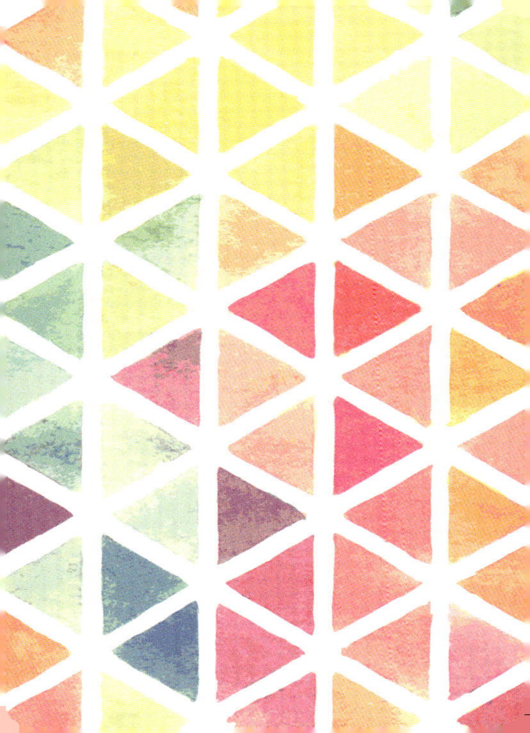

Erledige alles unmittelbar. So gewinnst du mehr Raum für dich selbst.

Wer Entscheidungen und Aufgaben ständig aufschiebt, schadet sich selbst. Nichts erledigt sich von alleine – irgendwann muss es getan werden. Das bedeutet, dass dir etwas im Nacken sitzt, solange du es hinauszögerst. Überlege nicht, wann der beste Zeitpunkt dafür ist, etwas zu tun. Es gibt keinen besseren Zeitpunkt als jetzt. Du musst keinen unnötigen Ballast mit dir herumtragen. Wirf ihn ab. Schreite zur Tat, und zwar jetzt.

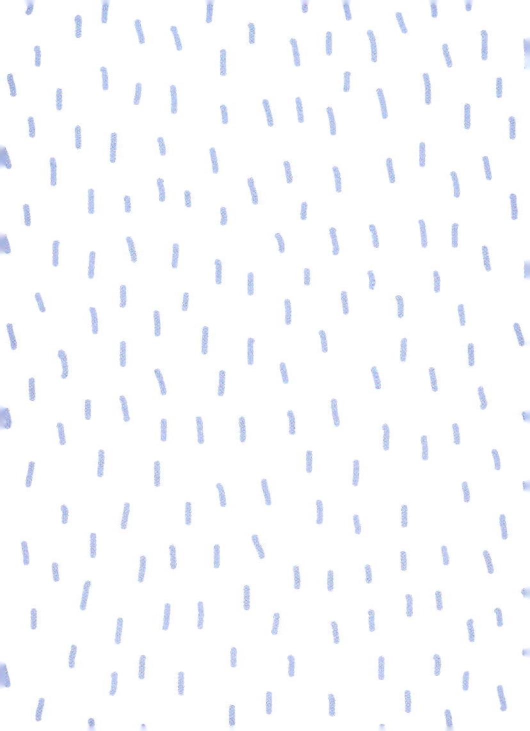

Hindernisse und widrige Umstände fordern dich. Wenn das eintritt, wovor du dich gefürchtet hast, weise es nicht von dir. Schenke dem Augenblick dein Wohlwollen, was auch immer gerade passiert.

Erforsche dein Leben und finde heraus, was dich bisher beeinflusst und gesteuert hat. Übernimm selbst das Ruder, indem du dich deinem Herzen zuwendest. Das erhöht deine Lebensqualität. Sag Ja zum Leben, auch wenn es sich gerade von der finsteren Seite zeigt. Offenheit und Einverständnis werden Licht ins Dunkle bringen.

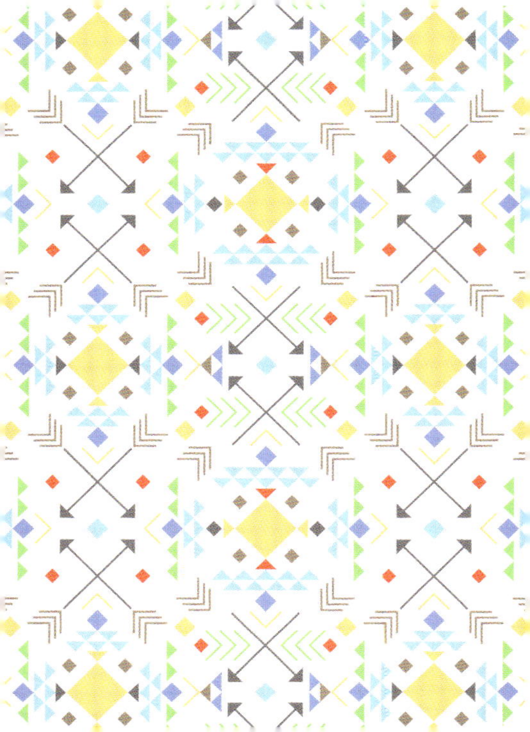

Lebe dein Leben wirklich, statt durch Angewohnheiten gelebt zu werden. Erlebe jeden Tag neu. Das ist keine Übung, denn jeder Tag bringt Erneuerung.

Dein Leben Mustern und Programmen zu überlassen, ist keine bewusste Haltung. So läufst du Gefahr, Situationen mit Vorbehalten gegenüberzutreten, und damit manipulierst du dich selbst. Du kannst jeden Tag neu gestalten. Deine heutigen Handlungen werden durch die Vergangenheit beeinflusst. Versuche, aus deinen Gewohnheiten auszusteigen, und erlebe von Augenblick zu Augenblick alles neu. Vergiss das Früher und lebe im Jetzt.

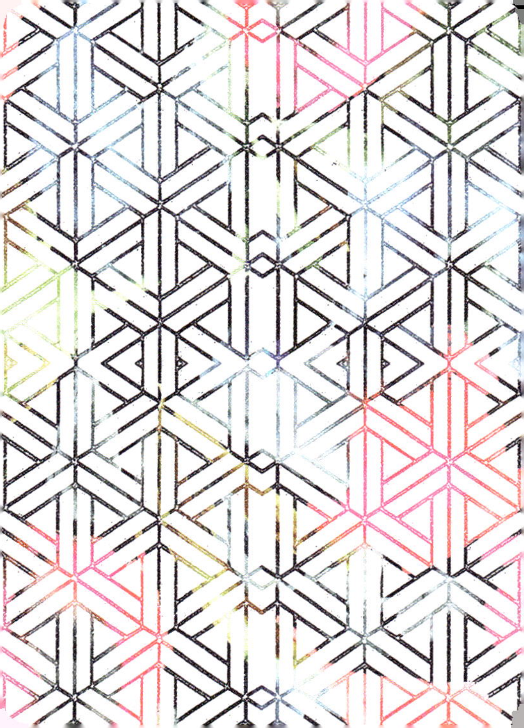

Wenn du dir Freiheit wünschst, lass los, was dich bindet. Erledige, was zu tun ist, lass Gedanken ziehen und halte dich nicht mit unnötigen Tätigkeiten auf.

Halte kurz inne und betrachte das Leben. Welche Aufgaben stehen an und welche davon empfindest du als unangenehm. Auch die unangenehmen? Aufgaben sollten sofort erledigt und nicht auf die lange Bank geschoben werden. Gedanken können dich gefangen halten. Wende dich vom unnötigen Gedankenlärm ab, indem du deine Aufmerksamkeit auf etwas Positives richtest. Denke gut, und Gutes wird dir widerfahren.

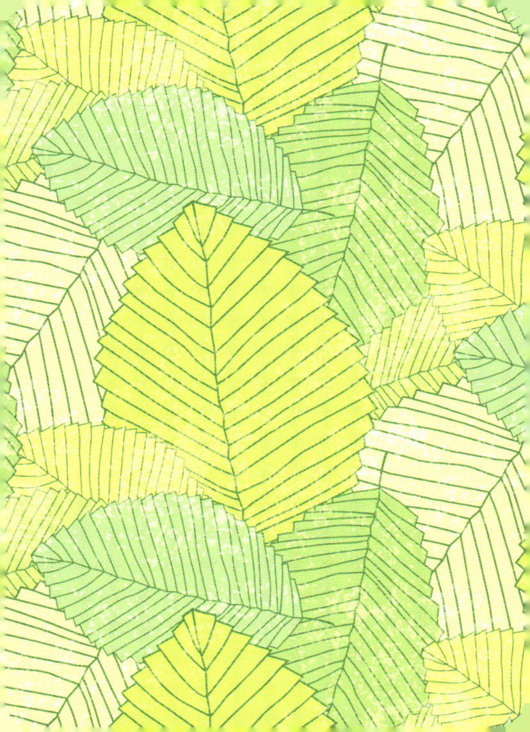

Meine Vision ist mein Potenzial und schlummert in meinem Herzen. Ich erkenne den nächsten Schritt und weiß, dass ich ihn nicht alleine tue.

Ich bin voller Vertrauen und bewirke Großes.

Mein Glaube ist Überzeugung und Überzeugung ist Manifestation.

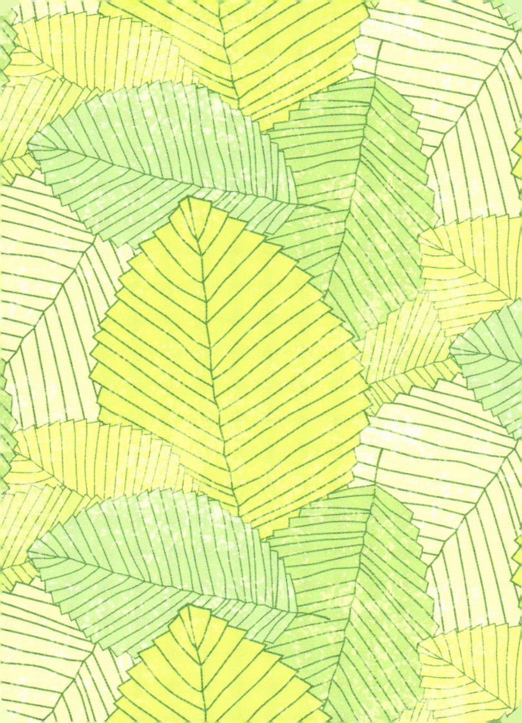

Ich nutze meine schöpferische Kraft, um mein Leben neu zu gestalten. Ich erlaube, dass sich alles verabschiedet, was nicht mehr zu mir gehört, und was zu mir finden will, jetzt in mein Leben tritt. Als *Schöpfer meiner Wirklichkeit* nehme ich jegliche Form von Veränderung dankbar an.

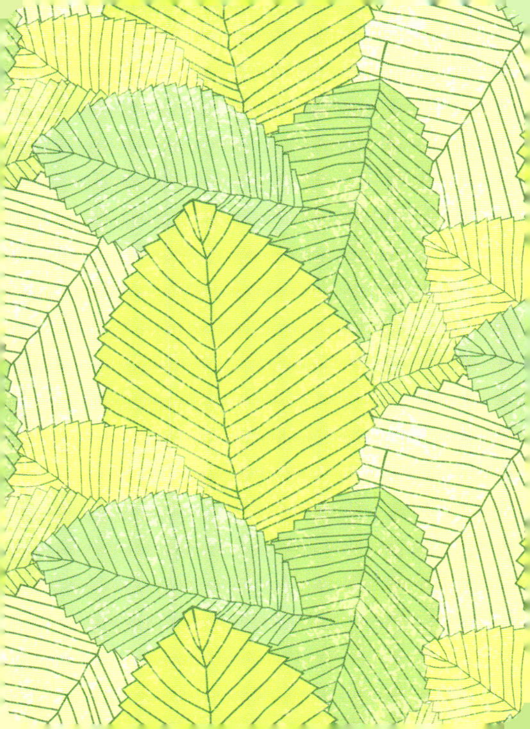

Ich habe keine Angst und stelle mich den Heraus-forderungen des Lebens.

Ich nehme alles mit Freude an, weil ich weiß, dass es für mich bestimmt ist. Ich erfülle meine Bestimmung und erledige alle Aufgaben mit großer Genauigkeit und ohne zu zögern.

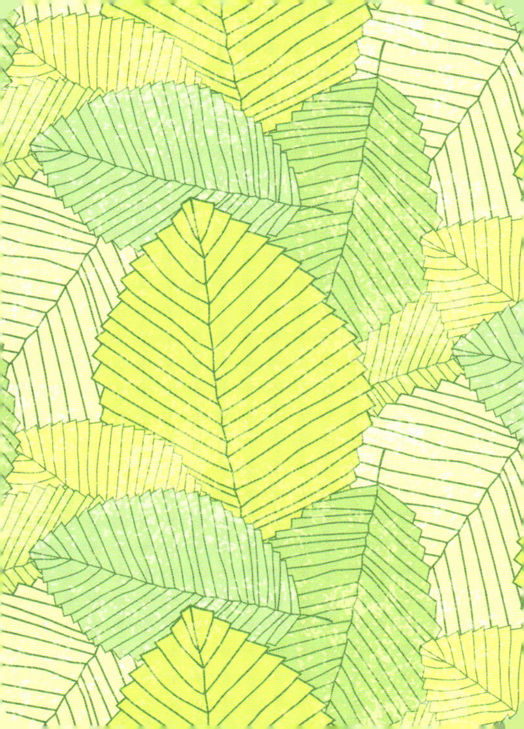

Wenn ich an einer Tätigkeit keine Freude mehr habe, mache ich eine kurze Pause und sammle Kraft, um das Werk zu vollenden.

Jede Arbeit ist wertvoll.

Es gibt nichts Sinnloses, deshalb erfülle ich meine Aufgaben gewissenhaft. Manchmal braucht das mehr Zeit, die ich mir gerne gönne.

Dein Lebensweg muss von bedingungsloser Liebe begleitet werden, damit du zur Erfüllung findest.

Die Grundlage allen Seins ist die Liebe. Sie sagt nicht, dass du nicht erfolgreich, schön, klug, fleißig oder gut genug bist. Findest du, dass du erfolgreicher, schöner, klüger, fleißiger oder besser sein könntest? Mach es wie die Liebe, und komme mit dir selbst ins Reine. Wenn du an dir zweifelst oder etwas an dir zu bemängeln hast, bemängelst du die Liebe, die dein Leben lenkt. Vertraust du ihr nicht, dass sie dich vollkommen erschaffen hat?

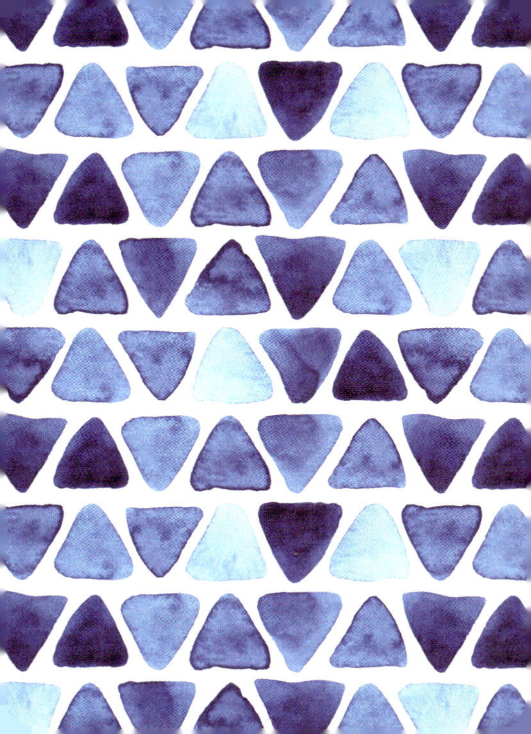

Finde deinen eigenen Weg und lebe dein Leben. Lebe um deiner selbst willen und nicht, um anderen zu gefallen.

Wer das Leben seiner Eltern oder nach den Idealen und Vorstellungen anderer lebt, vergeudet seine Zeit. Um deinem eigenen Leben Ausdruck zu verleihen, musst du dich selbst spüren. Gehe in dich und erkenne den Unterschied zwischen deinen Bedürfnissen und denen deiner Mitmenschen. Kein Wunder, dass du dich in deiner Haut nicht wohlfühlst, wenn du stets anderen entsprechen willst. Entsprich dir selbst, und du wirst Frieden in dir finden.

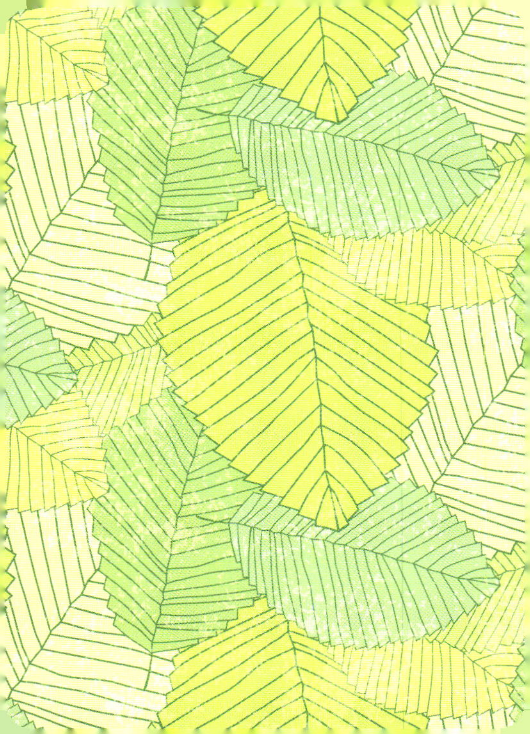

Ein gutes Rezept für die Verwirklichung von Zielen und die Erfüllung von Wünschen ist die Mischung aus *Vertrauen, Gelassenheit, Überzeugung und Zuversicht*. Eine Prise Mut sollte auch nicht fehlen und eine Portion Selbstsicherheit rundet die Mischung ab. Glaube an dich und entledige dich jeglicher Form von Zweifel, die dem Gericht der Verwirklichung nichts als einen bitteren Nachgeschmack verleihen.

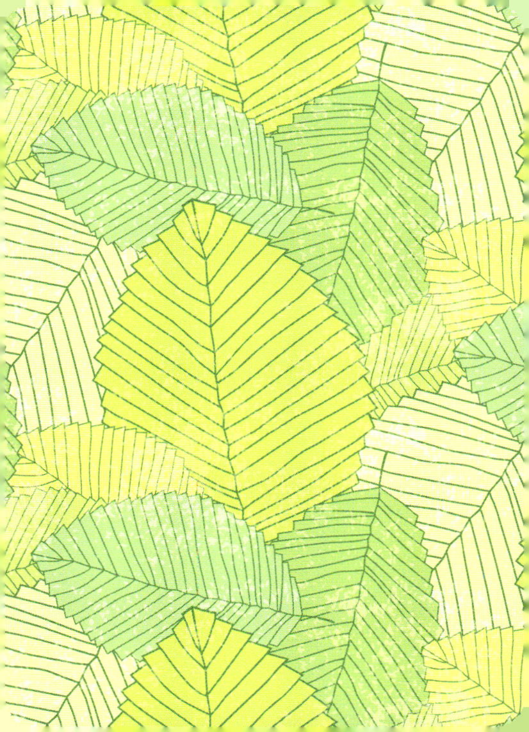

Meine Fähigkeiten, Begabungen und Talente
schlummern in meinem Herzen.
Immer mehr spüre ich, wie sie
nach außen drängen, um sich
zu verwirklichen. Jetzt
ist der richtige Zeitpunkt,
um ihnen Ausdruck zu verleihen.
Ich bin dankbar für meine
Talente und erfülle durch sie
meine Visionen.

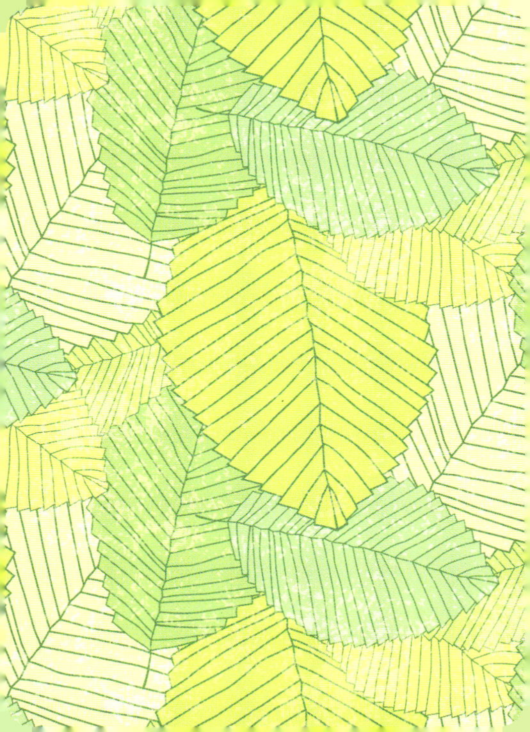

Durch die bildliche *Vorstellungskraft* gelingt es, nahezu mühelos *Visionen* zu verwirklichen. Werde dir deines Wunsches bewusst und male ihn dir in allen Farben und Formen aus. Sieh ihn vor dir und erlebe ihn. Spüre ihn und tu so, als ob er bereits in *Erfüllung* gegangen wäre. Wenn du diese Bilder nährst, an sie glaubst und in den Alltag mitnimmst, werden sie zur *Wirklichkeit* werden.

Wo bleiben deine Begeisterung und dein Mut, dich den Lebensaufgaben freudvoll und hingebungsvoll zu stellen? Warum zögern? Worauf wartest du?

Ohne Begeisterung kannst du nichts verkaufen und ohne deine Begeisterung wird niemand Interesse an deinen Produkten oder Dienstleistungen haben. Die Überzeugung vom eigenen Wert muss vorhanden sein. Deine Tätigkeiten, dein Talent oder deine Produkte sind toll. Das, was du tust oder anbietest, ist der Ausdruck deines Selbst. Es gibt keinen Grund, sich zu verstecken. Kehre deine Genialität nach außen und stehe zu dir selbst.

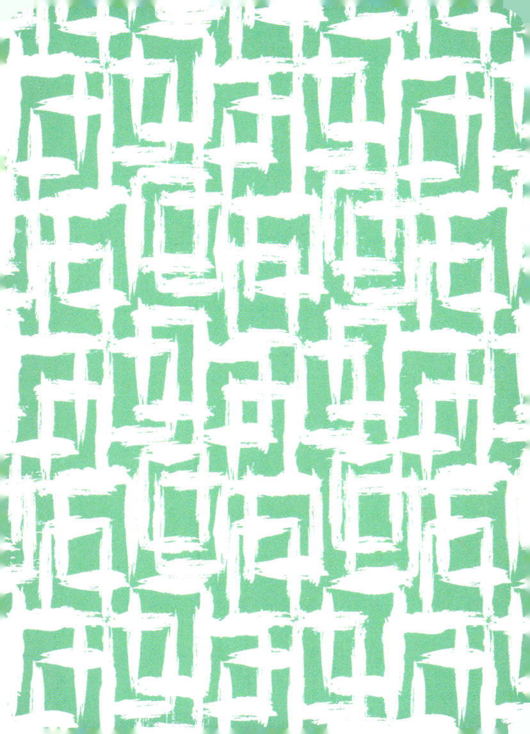

Was auch immer du dir wünschst, das Ergebnis ist die Antwort auf deine Sehnsucht. Das Resultat eines Ziels kannst du nicht rückgängig machen. Befasse dich eingehend mit Wünschen, bevor du sie ins Universum entlässt.

Wünsche sind wie kleine Kinder: Je mehr man ihnen nachgibt, umso anspruchsvoller werden sie. Unterscheide zwischen Wünschen, die eine Herzensangelegenheit sind, und solchen, die oberflächlicher Natur sind. Bevor du dir etwas wünschst, frage dich, warum du das eigentlich willst. Geht es dir wirklich um die Sache selbst? Oft versteckt sich hinter dem Wunsch etwas ganz anderes.

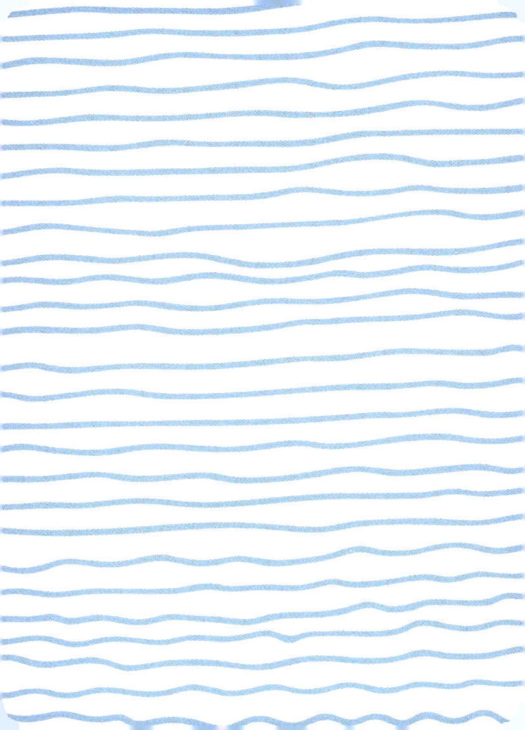

Das Leben verändert sich ständig. Möchtest du, dass alles bleibt, wie es ist? Halte an nichts fest, sondern fließe mit dem Leben.

Wenn du mit den Wellen des Lebens schwimmst, wirst du herausfinden, dass sie dich tragen. Das Leben besteht aus Höhen und Tiefen. Wenn du gegen die Wellen des Lebens ankämpfst, kann das schmerzhaft sein. Sei im Einklang mit dem Wandel des Lebens und stimme der Veränderung aus ganzem Herzen zu.

Ein klares Ziel ist bereits der halbe Weg. Mache dir bewusst, welchen Lebensbereich es zu überdenken gilt.

Der erste Schritt auf dem Weg zum Ziel ist herauszufinden, was dieses Ziel sein soll. Danach braucht es Zielklarheit. Zielklarheit bedeutet, sich darauf zu konzentrieren, wie das Ziel aussehen soll. Du musst es im Vorfeld geistig, gedanklich und emotional vollumfänglich erfassen und erleben, damit du es verwirklichen kannst. Zu tun, als wäre es bereits eingetroffen, nennt man Imagination. Kombiniert mit Dankbarkeit, ist sie das Fundament für deine Verwirklichung.

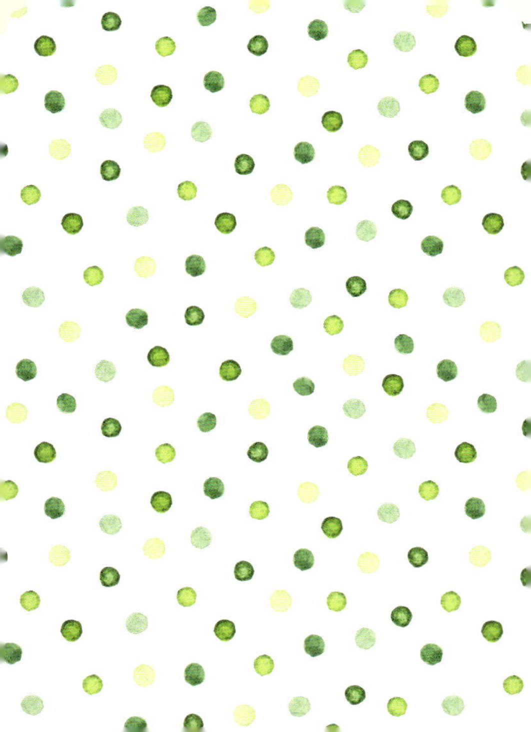

Es gibt keine Fehler, nur Erfahrungen. Niemand ist frei von Fehlern, deshalb brauchst du dich über Fehler weder ärgern, noch musst du dich für sie schämen.

Wenn du etwas getan hast, worüber du dich ärgerst oder wofür du dich schämst, nutze die Möglichkeit der mentalen Neuausrichtung. Stell dir die Situation noch einmal vor und erlebe in deiner Vorstellung, wie du anders handelst. Stelle die Situation richtig und behebe den Fehler. Imaginieren ist ein bildliches Vorstellen von Situationen, und hinterlässt eine beachtliche Wirkung. Wenn du dir zusätzlich vornimmst, es zukünftig anders oder nicht mehr zu machen, ist der erste Schritt in die neue Richtung getan.

Geben macht das Leben reich. Wahres Geben, das von Herzen kommt, ist ein großes Geschenk.

Aus Freude zu geben ist eine Herzensangelegenheit. Wer wirklich gibt,- erwartet keine Gegenleistung. Wer gibt, um etwas dafür zu bekommen, um gelobt oder geehrt zu werden, handelt aus reiner Berechnung. Berechnung verunreinigt die Geste des Gebens. Gib bedingungslos und absichtslos, weil es dir ein Bedürfnis ist. Geben ist Liebe und Liebe ist Zuwendung.

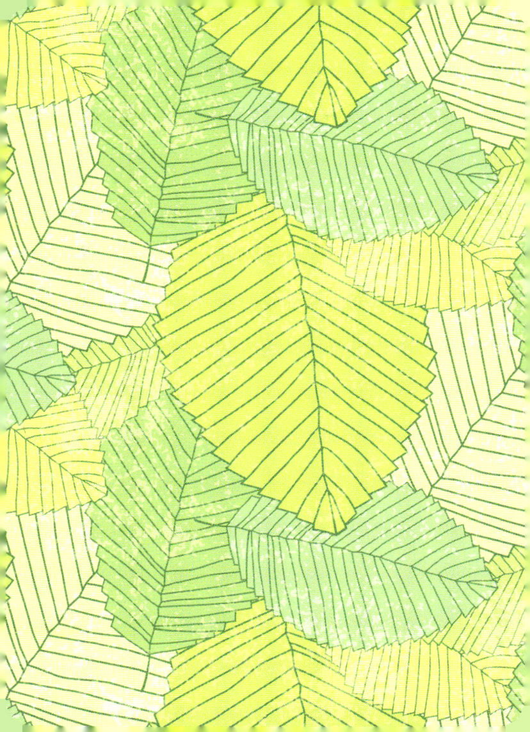

Weil mich das Leben liebt, liebe ich das Leben.

Es braucht keinen anderen Grund, da die Hingabe auf Gegenseitigkeit beruht. Was ich ins Leben hineingebe, gibt mir das Leben zurück. Ist dieser gegenseitige Austausch ausgewogen, ist alles im Fluss. Ich fließe mit dem Fluss der Erfüllung und bade im Vertrauen.

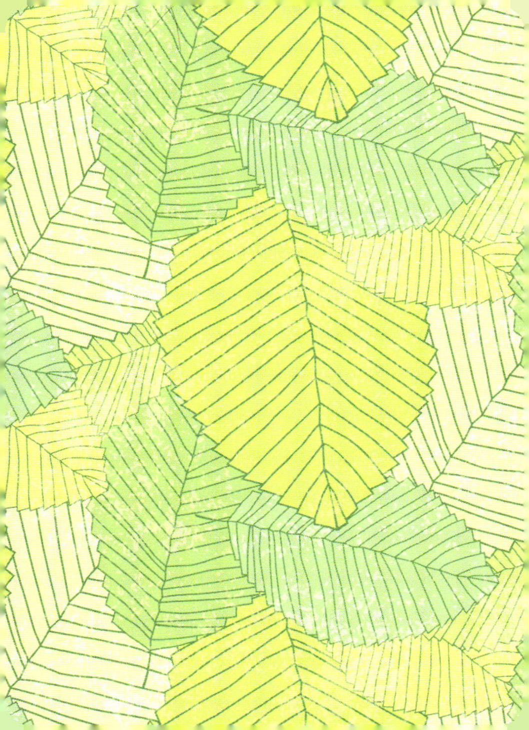

Welche Bedürfnisse habe ich? Sobald ich das herausgefunden habe, spreche ich sie laut aus. Nun setze ich alles daran, dass sich *meine Wünsche verwirklichen*, und das bedeutet, dass ich zu 100 Prozent hinter mir und meinen Wünschen stehe. Sie sind absolut in Ordnung und haben oberste Priorität für mich.

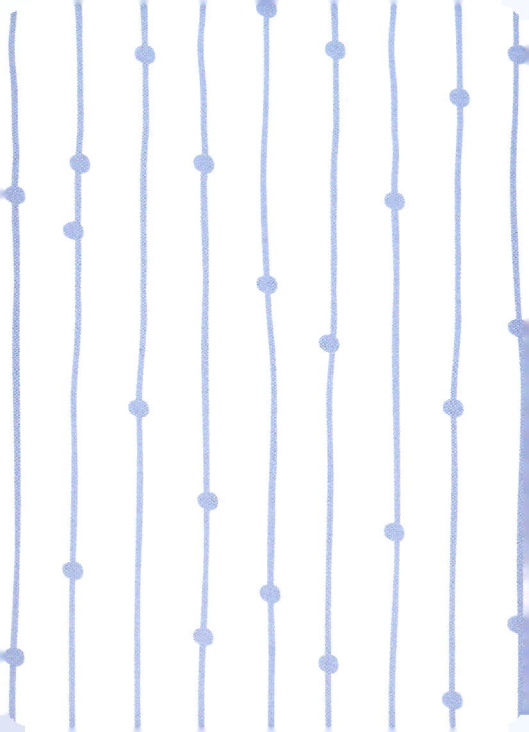

Wenn du Reinheit in deinen Gedanken und Worten pflegst, pocht in dir ein gesundes Herz. Je reiner Gedanken und Worte sind, desto reiner ist dein Herz.

Es ist nicht immer leicht, Gefühle in liebevolle Worte zu kleiden und negativen Gedanken zu ignorieren. Du weißt selbst am besten, ob Gedanken und Worte in eine Sackgasse führen oder in die unendliche Weite des Seins. Bitte dein Herz um Einvernehmen, bevor du sprichst, und unterbrich Gedanken, die anderen schaden, denn schlussendlich schadest du dir damit selbst. Wenn Worte und Gedanken nicht freudvoll sind, lass sie lieber ruhen.

Ganz gleich, ob du etwas bewusst oder unbewusst verursachst, du bist in jedem Fall der Schöpfer deiner Erfahrungen. Du erschaffst deine Lebensumstände selbst.

Was du Zufall oder Schicksal nennst, sind Auswirkungen deines Verhaltens. Als Verursacher wirst du immer nur die Wirkung deines Handelns erfahren. Alles, was du erlebst, hast du somit mitgestaltet. Du musst dich niemals schuldig fühlen, da alles, was von dir ausgeht, eine Ursache ist. Sei dir deiner schöpferischen Kraft bewusst und achte darauf, dass sie von Achtsamkeit und Dankbarkeit geprägt ist. Es liegt in deiner Hand, Lebensfreude zu kreieren.

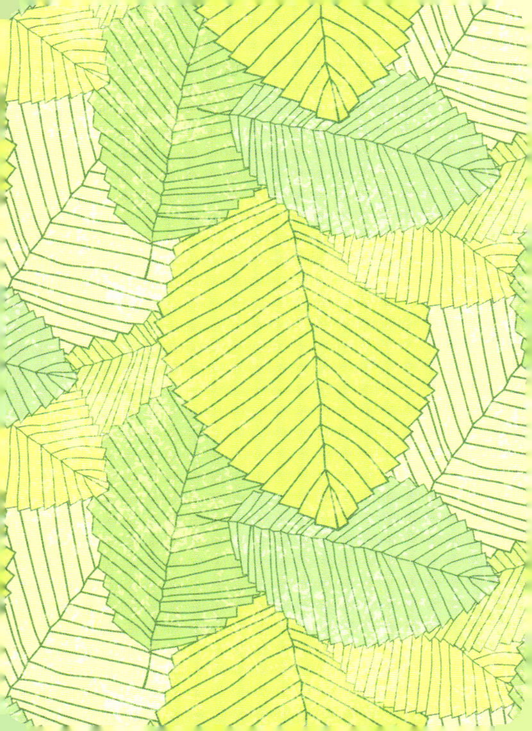

Es fällt mir nicht schwer, dem Leben *Vertrauen* zu schenken. Meine innere Kraftquelle schenkt mir Trost und begleitet mich durchs Leben. *Ich bin niemals allein*, schaue mit all meinem Mut nach vorne und stehe *Veränderungen* offen gegenüber. Leichtigkeit begleitet mich auf neuen Wegen, die ich mit *Freude* begehe.

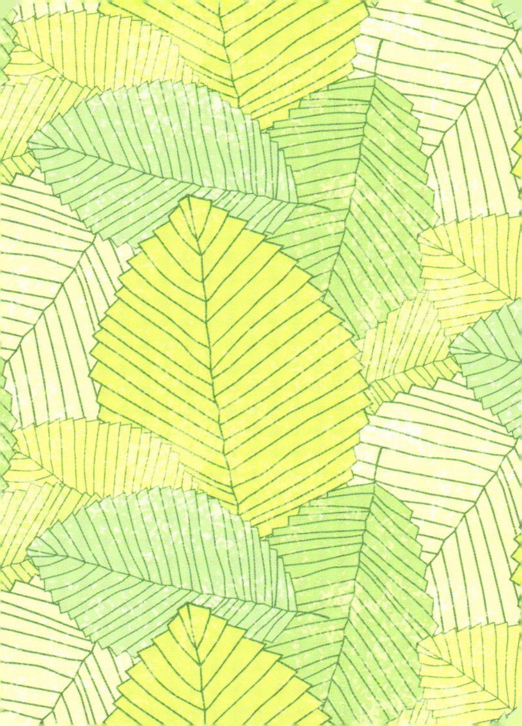

Um mich an meine wahre Lebensaufgabe zu erinnern und meine Ziele zu erreichen, wende ich mich nach innen. Ich muss nicht wissen, was mir bestimmt ist. Das Leben und mein Herz kennen meine Bestimmung. So folge ich der Stimme des Herzens und öffne mich meiner Intuition, die mich leitet und lenkt. Ich vertraue.

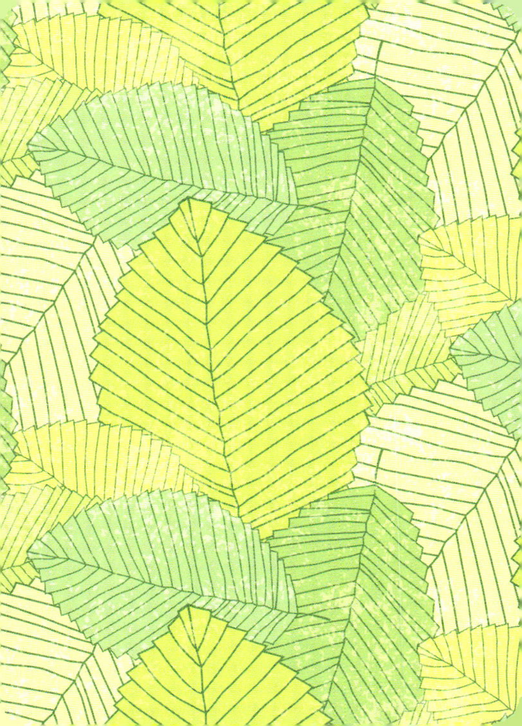

Ich lasse mich von der einen
Kraft inspirieren und folge ihr,
bis sich mein Wunschtraum
erfüllt. Ich bin im Einklang
mit dem *Strom des Lebens*.
Alles geschieht ganz leicht und
ohne Anstrengung. Dankbar
nehme ich meine Ziele an.

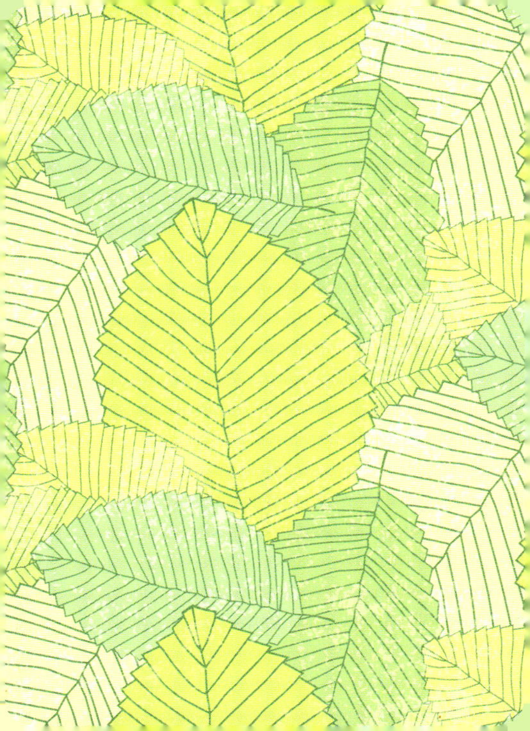

Niemand geht seinen Lebensweg alleine. *Die Gemeinschaft stärkt mich* und lässt mich heranreifen. Nur, wenn ich mir selbst *ein guter Freund* bin, werde ich Menschen an meiner Seite haben, die mich zu meinen Zielen begleiten. Ich bin dankbar für all die Menschen, die mich umgeben, und das lasse ich sie spüren.

Weißt du, dass deine Gaben deine Aufgaben sind? Sei dir sicher, dass du jede Lebensaufgabe meistern kannst. Du kannst also stets optimistisch sein.

Wenn das Leben eine Aufgabe an dich heranträgt, geschieht das, weil du die Gabe hast oder die Gabe entwickeln sollst, diese Aufgabe zu erledigen. Es gibt keine Aufgabe, die du nicht lösen kannst, weil jede Aufgabe, die in dein Leben tritt, für dich bestimmt ist. Der Sinn der Aufgabe ist es, dass du an ihr wächst. Wachse durch deine Aufgaben in Dankbarkeit und Liebe.

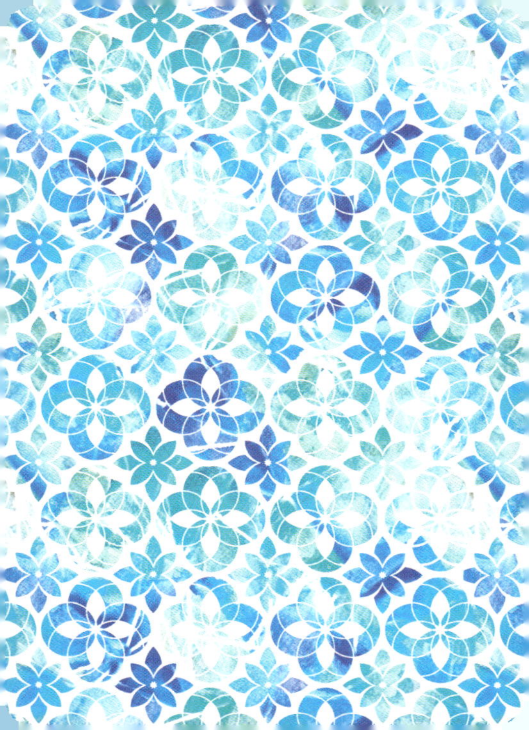

Du bist der Lebenskünstler und dein Werk ist lebendig. Gestalte dein Kunstwerk neu. Jetzt!

Es gibt viele Arten von Kunst. Lebenskunst braucht man nicht zu lernen, sie muss nur zum Leben erweckt werden. Lebenskunst ist eine Herzensangelegenheit und dein Gefühl hilft dir dabei, darin ein wahrer Meister zu sein. Entwickle die Kunstfertigkeit, dem Leben in all seinen Facetten offen gegenüberzutreten, und beobachte, was es dir zu sagen hat.